U0252505

抗疫防护品引起的皮肤病防治措施

组编单位　南方医科大学第五附属医院

主　　编　孙乐栋

副 主 编　戚春燕　邹晓芳

主　　审　周再高　廖元兴

科学出版社

北京

内 容 简 介

本书介绍了抗疫一线人员使用防护用品引起的常见皮肤病的简要诊断、预防要点、基本治疗及友情提醒。全书共4章，包括感染性皮肤病、物理性皮肤病、变态反应性皮肤病及皮肤附属器疾病的防治。本书由长期从事灾害医学、皮肤病学的专业人员编写。

本书适合抗疫人员参考学习。

图书在版编目(CIP)数据

抗疫防护品引起的皮肤病防治措施 / 孙乐栋主编. —北京：科学出版社，2020.11

ISBN 978-7-03-064444-2

Ⅰ.①抗… Ⅱ.①孙… Ⅲ.①皮肤病－防治 Ⅳ.①R751

中国版本图书馆CIP数据核字（2020）第026788号

责任编辑：程晓红 /责任校对：张 娟
责任印制：李 彤 /封面设计：龙 岩

科学出版社 出版
北京东黄城根北街 16 号
邮政编码：100717
http://www.sciencep.com
北京建宏印刷有限公司 印刷
科学出版社发行 各地新华书店经销

*

2020年11月第 一 版 开本：850×1168 1/32
2021年4月第二次印刷 印张：1 1/4
字数：20 000
定价：28.00 元
（如有印装质量问题，我社负责调换）

编者名单

组编单位　南方医科大学第五附属医院
主　　编　孙乐栋
副 主 编　戚春燕　邹晓芳
主　　审　周再高　廖元兴
编　　者　（以姓氏汉语拼音为序）

陈倩宜　邓好婷　范秀针　黄晓君
欧春荣　戚春燕　孙乐栋　王凯丽
吴　红　肖翠琼　熊　丹　许　丽
邹晓芳

前　言

　　在新型冠状病毒肺炎抗疫过程中，广大一线抗疫人员在特殊的环境下工作，长时间穿戴防护用品，加上饮食、睡眠的不规律及心理变化，导致了皮肤病高发。来自抗疫一线的反馈表明，皮肤问题对医护人员的困扰较大，希望得到现实、具体的技术支持。为此，我们编写了供一线抗疫人员阅读的有针对性的皮肤病防治手册。本书结合实际，体现了作者以往在执行特殊医疗任务时，在相关皮肤病防治研究和实践中积累的有益经验。由于时间紧迫，书中若有疏漏之处，恳请各位同行和广大读者不吝指正，以便及时补充和修正。

　　本书在编写过程中得到了我国著名皮肤科专家周再高教授和廖元兴教授的鼓励与指导，他们在百忙之中审校了全部书稿。全体编者体现了高度的协作精神和负责任的工作态度，有力地保障了本书的编写出版，在此表示衷心感谢。

南方医科大学第五附属医院

皮肤医学部主任

博士生导师

孙乐栋

2020年2月

目　录

第 1 章

感染性皮肤病

长时间穿戴防护用品，容易导致局部或全身不透气，潮湿、多汗和温暖的环境易于诱发细菌感染，或出现体癣、股癣、足癣等皮肤浅部真菌感染。

第一节　细菌性毛囊炎

细菌性毛囊炎是皮肤毛囊化脓性炎症，多由葡萄球菌或者表皮葡萄球菌引起。

【简要诊断】

1. 皮损特点：毛囊性红色小丘疹或小脓疱，周围可见红晕，中间有毛发贯穿。

2. 分布：头颈部、背部多见。

3. 可有轻微瘙痒和（或）疼痛。

【预防要点】

1. 保持皮肤清洁，特别是毛囊口部，防止堵塞。

2. 适度洗浴；推荐经常使用硫磺皂洗澡。

3. 隔离服内穿透气衣物。

【基本治疗】

以外用药物为主，可使用莫匹罗星软膏（百多邦）、红霉素软膏、高锰酸钾溶液等。必要时可以系统使用抗生素治疗。

【友情提醒】

1. 避免挤压皮疹。

2. 及时治疗，防止病情进展为疖、痈等。

3. 注意某些抗生素药物的不良反应。

第二节　丹　　毒

丹毒为皮肤浅表淋巴管的急性炎症，多由A族B型溶血性链球菌感染引起。

【简要诊断】

1. 皮损特点：大片水肿性红斑，境界清楚，其上可有水疱形成。

2. 分布：小腿、面部多见，常单侧分布（彩图1-1，彩图1-2）。

3. 发病急骤，可有高热、畏寒、食欲缺乏、乏力，可并发败血症、肾炎等严重情况。局部皮肤疼痛明显，有烧灼感。可有局部淋巴结增大。

【预防要点】

适度洗浴；隔离服内穿透气衣物。

【基本治疗】

1. 以青霉素抗感染为主，青霉素过敏者可使用大环内酯类抗生素。

2. 外用药物可用硫酸镁溶液或呋喃西林溶液冷湿敷。

【友情提醒】

1. 应积极治疗，预防严重并发症。

2. 青霉素使用前需做皮试，一旦呈阳性，或者有青霉素过敏史者严禁使用。

3. 临床上部分患者对青霉素不敏感，考虑可能与耐药性有关，应及时调整药物。

4. 此病有复发的可能。

第三节　花　斑　癣

花斑癣俗称"汗斑"，是由糠秕马拉色菌感染引起的真菌性皮肤病。

【简要诊断】

1. 皮损特点：早期为上覆细小鳞屑的约黄豆大小的斑疹，呈棕褐色，后期可出现色素减退斑。

2. 分布：多汗部位易发，如躯干、颈部、上肢等部位（彩图1-3，彩图1-4）。

3. 无明显自觉症状。

4. 可反复发作。

【预防要点】

1. 长期穿戴防护用品，多汗潮湿，工作结束后应将汗水及时擦除，每天洗澡，洗干净后擦干身体。

2. 衣物勤换洗。

【基本治疗】

1. 一般外用抗真菌药物即可，如酮康唑、联苯苄唑等。

2. 顽固、反复发作者可口服抗真菌药物，如伊曲康唑等。

【友情提醒】

1. 使用系统抗真菌药物，特别要注意药物的不良反应，如对肝造成损害。一般不主张内服特比萘芬。

2. 为增加系统用药效果，伊曲康唑应与含脂食物一起服用。

第四节 手 癣

手癣为真菌感染所致的手部皮肤病。

【简要诊断】

1. 皮损特点：丘疹、丘疱疹、水疱、鳞屑及角化过度，也可有浸渍、糜烂等。

2. 分布：一般单侧手部发病，多见于拇指、示指侧面和屈面及掌心等处（彩图1-5，彩图1-6）。

3. 可有不同程度瘙痒。

4. 可继发感染。

5. 病情可反复发作。

【预防要点】

1. 若条件许可，应尽可能减少穿戴防护品的时间。

2. 工作结束后注意清洗手部，保持手部干燥。

【基本治疗】

1. 根据皮疹的不同类型，可外用各种抗真菌药物。

2. 局部用药效果不佳者，可口服抗真菌药物，如伊曲康唑、特比萘芬等。

【友情提醒】

1. 系统使用抗真菌药物，特别要注意药物的不良反应，如对肝造成损害。

2. 为增加系统用药效果，伊曲康唑应与含脂食物一起服用。

3. 对于手癣合并感染者，应先口服抗生素控制感染后，再使用抗真菌药物。

第五节　足　　癣

足癣是由真菌感染引起的足部皮肤病。多与因长期穿着防护设备，足部多汗及鞋子过紧导致鞋内潮湿有关。也与混穿拖鞋、乱用擦足毛巾有关。

【简要诊断】

1. 皮损特点：红斑、丘疹、丘疱疹、水疱、脱屑、角化过度、皲裂，以及浸渍、糜烂、渗出等。

2. 分布：一般双侧足部发病，浸渍、糜烂多发生于第3、第4趾间（彩图1-7，彩图1-8）。

3. 不同程度的瘙痒。

4. 可继发皮肤细菌感染。

5. 病情常反复发作。

【预防要点】

1. 可使用吸水性较好的鞋垫。

2. 工作结束后注意清洗足部，保持足部干燥。

【基本治疗】

1. 根据皮疹的不同类型，可外用各种抗真菌药物。糜烂、渗出者可先使用1∶5000高锰酸钾溶液浸泡足部，待糜烂、渗出好转后，再使用抗真菌药物。

2. 对于局部用药效果不佳者，可口服抗真菌药物，如伊曲康唑、特比萘芬等。

【友情提醒】

1. 对于足癣合并感染者，应先口服抗生素控制感染后，再使用抗真菌药物。

2. 为增加系统用药效果，伊曲康唑应与含脂食物一起服用。

3. 使用系统抗真菌药物，特别要注意药物的不良反应，如对肝造成损害。

4. 可将少许白醋倒入水中，用其泡足。

第六节 体 癣

体癣是由真菌感染引起的除头部、手掌、足跖、阴股等部位以外的皮肤病。与长期穿防护服出汗造成的潮湿环境有关。

【简要诊断】

1. 皮损特点 早期可为小丘疹、小水疱，后期可发展扩大形成环形红斑，并见细小鳞屑。斑疹中央可逐渐愈合，而四周仍可见鳞屑等皮疹。

2. 分布 头部、手掌、足跖、阴股等部位以外的皮肤（彩图1-9，彩图1-10）。

3. 症状 自觉瘙痒。

【预防要点】

工作结束后注意洗澡，保持皮肤清洁干燥。

【基本治疗】

1. 先外用各种抗真菌药物，如酮康唑、伊曲康唑、特比萘芬、环吡酮胺等。

2. 皮损泛发、难治者可系统使用抗真菌药物，如伊曲康唑、特比萘芬。

3. 可使用抗组胺药物对症止痒。

【友情提醒】

1. 使用系统抗真菌药物，特别要注意药物的不良反应，如对肝造成损害。

2. 为增加系统用药效果，伊曲康唑应与含脂食物一起服用。

3. 反复、泛发、顽固的体癣必要时要检查有无糖尿病等内科疾病。

第七节　股　　癣

股癣是指腹股沟及会阴部由真菌感染所致的皮肤病。多与此部位温度高、湿度大有关。

【简要诊断】

1. 皮损特点：早期可为小片状红斑，后逐渐扩大融合成片状，呈暗红色，表面有细小鳞屑。中央可愈合，而边缘仍见病灶。病程长者可见色素沉着或者苔藓样改变。

2. 分布：腹股沟、会阴部及臀部等（彩图1-11）。

3. 不同程度瘙痒。

4. 病情常反复发作。

【预防要点】

1. 衣裤，特别是内裤，要宽大透气。

2. 内衣裤勤换洗，并在太阳下暴晒。

3. 洗浴后将下身擦洗干净，并可扑适量痱子粉于腹股沟、会阴部，保持凉爽、干燥。

【基本治疗】

1. 外用以抗真菌药物为主，如酮康唑、联苯苄唑、特比萘芬、环吡酮胺等。

2. 一般不用系统抗真菌药物治疗，外用药物治疗无效时可选用。

【友情提醒】

1. 不要使用刺激性大的外用药物。

2. 病情常有反复，应经常采取适当的预防和治疗措施。

第2章

物理性皮肤病

物理性皮肤病主要是指由于长期穿戴防护用品，皮肤组织受压、摩擦出现的机械性损害，也包括潮湿、多汗、局部或全身温度变化造成的皮肤病。

第一节　压　　疮

压疮又称压力性溃疡，是身体局部长期受压，影响血液循环，导致皮肤和皮下组织营养缺乏而引起的组织坏死。

【简要诊断】

1. **皮损特点**　受压后局部皮肤呈苍白、灰白或青红色，轻度水肿，境界清楚，自觉有麻木或触痛感，去除压力后可慢慢好转。如病情迅速发展，则表皮呈紫黑色，可出现水疱，破溃后形成溃疡。

2. **分布**　好发于受压部位，如与口罩绑带或塑形处接触的脸颊、耳后、鼻梁等处，防护衣腰带紧束部、护目镜边缘及帽檐线等处（彩图2-1）。

3. **分期**　本病可分为四期：Ⅰ期，皮损表现为持续性的红斑；Ⅱ期，浅表性溃疡，表皮或真皮受累；Ⅲ期，溃疡深及皮下脂肪；Ⅳ期，溃疡深及肌肉、骨骼、肌腱或关节腔。

【预防要点】

1. 减少受压是预防的关键，尽可能做到穿戴松紧合适的防护用品。

2. 穿戴时间不宜过长。

3. 穿戴前可使用一些泡沫敷料或水胶体敷料进行局部减压，也可以在局部涂抹润肤剂。

【基本治疗】

1. 压痕一般不需要治疗。初期局部可使用热敷或50%乙醇涂擦，也可以用2%碘酊轻轻涂一层，每天1～2次；局部皮肤已出现红肿甚至水疱时，应每2～4小时涂碘酊一次，待碘酊挥发后再涂甘油或液状石蜡。

2. 若出现溃疡，则需要换药或手术治疗，辅助超声波、激光、紫外线、高压氧、生长因子等治疗。

3. 若继发感染，需选择敏感抗生素进行治疗。

【友情提醒】

使用绷带、N95口罩及其他压迫物时，不宜绑得太紧，可适当在受压部位使用棉垫、泡沫等。

第二节　红　　痱

红痱是痱中最常见的一种，是由汗液溢出在表皮内引发的皮肤病。多由温度高、湿度大、出汗多引起。

【简要诊断】

1. 皮损特点　针头大小的丘疹、丘疱疹，周围可见发红。

2. 分布　密集分布，可连成片状，多位于背部、颈部。

3. 主要症状　不同程度的瘙痒及烧灼感。

【预防要点】

1. 尽可能每天洗澡，洗净后擦干身体，可于皮肤上擦一层爽身粉。

2. 衣物及时清洗，并勤换洗。

【基本治疗】

洗澡后将痱子粉、炉甘石外涂患处即可。瘙痒明显者可使用抗组胺药物对症止痒。

【友情提醒】

一旦发生红痱，应注意尽量不要搔抓皮肤，以免引起皮肤感染。

第三节　冻　　疮

冻疮是由寒冷损伤引起的反复发作的局部红斑和肿胀。寒冷刺激引起皮肤局部小血管收缩，久之造成组织缺氧、缺血和细胞损伤，继而出现组织水肿和炎性反应。前线抗疫人员因反复用冷水洗手，又处于寒冷、潮湿的环境下，导致局部血液循环不良引起冻疮。

【简要诊断】

1. 皮损特点：肿胀性紫红斑，皮温降低，压之褪色，易形成水疱、糜烂、溃疡。自觉灼痒或疼痛感。

2. 分布：好发于双手（彩图2-2，彩图2-3）。

3. 易反复发作。

【预防要点】

1. 受冻后不宜立即用热水浸泡或烘烤。

2. 尽量减少使用碱性肥皂洗手。

3. 加强营养，适当锻炼，改善末梢循环。

【基本治疗】

口服血管扩张药硝苯地平、烟酰胺或双嘧达莫。局部用温热的油剂（如烫疮油）或冻疮膏（如蜂蜜猪油软膏）按摩。

【友情提醒】

受冻后应采取有效保暖防寒、防湿措施，不能直接用热水浸泡，避免进一步加重损伤。

第四节　手足皲裂

本病是因各种原因导致的手、足皮肤干燥和皲裂。脂溶性消毒剂可溶解皮肤表面的皮脂膜，造成皮肤屏障破坏，导致皮肤皲裂。

【简要诊断】

1. 皮损特点：皮肤干燥、脱屑、皲裂，可有出血、红斑、丘疹，表面覆有鳞屑，皮损可融合成块或片状。

2. 分布：手部、足部，特别是手掌、足底部，常对称分布。

3. 可有瘙痒及疼痛感，但也可无任何不适。

【预防要点】

1. 手、足泡洗后，或者平时洗手、洗足后，外涂润肤露、油脂保湿，以减少水分蒸发。

2. 积极预防手、足癣及湿疹等疾病（详见相关章节）。

3. 尽量减少使用碱性肥皂洗手、洗足。

4. 条件允许可服用复合维生素。

【基本治疗】

以外用药物为主，可使用尿素软膏、甘油等外用制剂。对瘙痒、疼痛可酌情对症处理。

【友情提醒】

1. 对于病情较重的手、足部皮肤皲裂，可在使用尿素软膏外涂的基础上，外包一层保鲜膜，以加强治疗效果，注意外包不宜过紧。

2. 手足部皮肤皲裂可引起瘙痒，但千万不要搔抓，或用热水烫洗，以免加重病情。

第3章

变态反应性皮肤病

在抗击新型冠状病毒肺炎疫情时，抗疫人员正确使用消毒剂和防护用品非常重要，但长期或反复接触消毒剂和防护用品可导致过敏反应。

第一节　接触性皮炎

本病是皮肤接触消毒剂和防护用品后，在接触部位发生的炎症性皮肤病，可由刺激性物质（如部分消毒剂）接触所致，任何人接触都会发病；也可是接触某些变应原后发生的过敏反应，仅发生于少数人群。

【简要诊断】

1. 皮损特点及分布：一般为红斑、丘疹、丘疱疹、水疱、糜烂、渗出等，重者可发生皮肤坏死、溃疡。分布于直接接触部位，界线清楚（彩图3-1，彩图3-2）。

2. 由变应原引起的接触性皮炎多有一定的潜伏期才会发病。但当再次接触此类物质或相似物质后，则一般多于24～48小时发病。

3. 自觉瘙痒、灼痛、刺痛等。

4. 可继发皮肤感染。

【预防要点】

1. 注意工作期间的保护，加强润肤剂的使用。

2. 既往对某些物质过敏者，应避免再次接触。

【基本治疗】

1. 急性期根据情况采用湿敷处理，待病情稳定后再使用各种外用药膏。

2. 急性期可适当系统使用糖皮质激素。

3. 可用抗组胺药物等对症处理。并可根据具体情况，使用抗生素防止感染。

【友情提醒】

1. 首先停止使用可疑消毒剂，更换为其他非过敏产品。

2. 注意糖皮质激素药物的不良反应。

第二节　湿　　疹

湿疹是指由多种内外因素导致的炎症性皮肤病。

【简要诊断】

1. 皮损特点：呈多形性。急性期表现为红斑、丘疹、水疱、糜烂、渗出等；亚急性期病情较急性期缓解，糜烂、渗出减轻，出现鳞屑、结痂等；慢性期通常表现为苔藓化、色素沉着等。

2. 分布：可发生于身体任何部位皮肤，对称分布，严重时可全身泛发，也有一些特殊部位的湿疹，如手部、乳房、阴囊、肛门湿疹等（彩图3-3，彩图3-4）。

3. 可有不同程度瘙痒。

4. 可继发感染。

5. 可反复发作。

【预防要点】

1. 有过敏史者，应注意尽量不要接触曾经的过敏物质。

2. 多饮水，防止便秘，以减少胃肠道中残留可能致敏的物质。

3. 保持外阴处、肛周清洁、干燥。

【基本治疗】

1. 外用药物：急性期以湿敷为主，渗出明显减少后根据不同类型的皮疹，使用糖皮质激素或氧化锌油等。

2. 口服抗组胺药物，必要时可系统使用糖皮质激素，并预防感染。

【友情提醒】

注意糖皮质激素药物的不良反应。

第三节　尿布皮炎

尿布皮炎，又称尿布疹，是指因为尿布更换不勤，尿液被产氨的细菌分解，产生了较多的氨刺激皮肤引起的皮炎。疫情抗战一线的医护人员为了减少感染概率、完成繁重的医疗护理任务及节省防护用品，大部分需使用成人尿布，若未及时更换也可发生尿布皮炎。

【简要诊断】

1. 皮损特点　边界清楚的弥漫性红斑，部分可见丘疹、斑丘疹，严重者可出现糜烂、渗液。

2. 分布　在尿布接触部位，如会阴部、腹股沟、骶尾部、下腹部。

3. 症状　可有不同程度的瘙痒、疼痛不适。

【预防要点】

1. 尽可能勤换尿布，保持尿布的清洁及干燥。

2. 适当使用含氧化锌或者凡士林的护臀霜。

【基本治疗】

根据皮损特点使用药物，以局部治疗为主。

1. 仅有红斑无糜烂者，可用炉甘石洗剂、扑粉等。

2. 有糜烂者，可用3%硼酸溶液、0.1%依沙吖啶溶液、黄柏液、生理盐水清洗或者湿敷。

3. 渗液不多者，外用屏障保护剂，如适当使用含氧化锌或者凡士林的护臀霜；症状较重者可短期外用弱效激素软膏，如丁酸氢化可的松软膏、布地奈德乳膏；继发细菌感染者需要增加使用抗细菌药物，如莫匹罗星软膏、夫西地酸软膏；继发念珠菌等真菌感染者，可使用抗真菌药物，如酮康唑、咪康唑、制霉菌素等。严重者，可适当口服药物治疗。

【友情提醒】

1. 选择吸水性强、轻薄透气、质感柔软的尿布。

2. 外用激素药物时间不宜过长，连续使用最好不超过1周，会阴部位禁忌使用强效激素。

3. 根据皮损特点选择外用药物剂型，最好勿擅自用药，以免加重病情。

第四节　自身敏感性皮炎

自身敏感性皮炎是患者对自身皮肤病产生的某些物质过敏而引起的皮肤炎症反应。发病前有原发皮肤病灶，后由于组织分解、细菌产物等形成自身抗原，在皮疹附近及远隔部位皮肤发生皮疹。

【简要诊断】

1. 皮损特点　发病前有原发皮肤病灶，如湿疹、接触性皮炎、皮肤感染等。不久后在原发灶附近及邻近部位发生继发性皮疹，常为丘疱疹，呈簇集性分布，可融合成片状，如硬币大小，表面常有渗出。

2. 分布　一般以四肢多见，上肢尤为常见，对称分布（彩图3-5）。

3. 症状　不同程度的瘙痒。

【预防要点】

1. 积极防治湿疹、皮炎、皮肤感染等原发病灶。

2. 正确治疗原发病灶，特别是避免使用刺激性药物。

3. 尽量不搔抓原发病灶处皮肤。

【基本治疗】

1. 根据皮疹的不同类型，选用合适的外用药物，如渗出明显可先用生理盐水、呋喃西林湿敷，无渗出后再使用糖皮质激素药物等。

2. 口服抗组胺药物，可根据病情使用抗生素防治感染。

3. 必要时可系统使用糖皮质激素。

【友情提醒】

1. 治疗原发病最重要。

2. 注意糖皮质激素药物的不良反应。

第4章

皮肤附属器疾病

长时间佩戴口罩对皮肤造成局部压力及局部形成的封闭环境，可导致毛囊皮脂腺导管阻塞，加上高强度的工作、休息不规律、精神压力等因素，可造成脂溢性皮炎或痤疮，也可使原有的脂溢性皮炎或痤疮加重。

第一节　脂溢性皮炎

脂溢性皮炎是慢性炎症性皮肤病，与皮脂溢出有关。

【简要诊断】

1. 皮损特点　红斑、淡红斑，上覆油腻性鳞屑。严重者可见结痂、糜烂等。

2. 分布　好发于佩戴口罩位置。

3. 症状　不同程度瘙痒。

【预防要点】

1. 合理规范佩戴口罩：若条件许可，尽量减少佩戴口罩的时间。

2. 饮食调节：若条件许可尽量少食高脂、高糖类食物，多食富含维生素的蔬菜、水果。

3.用硫磺皂洗头、洗澡。

【基本治疗】

1.外用药物　如酮康唑洗剂（采乐）、硫磺洗剂，也可酌情使用糖皮质激素软膏等。

2.内服药物　抗组胺药及B族维生素。

【友情提醒】

1.如治疗不当，过度刺激皮肤，有引发红皮病的风险。

2.注意糖皮质激素长期使用的药物不良反应。

3.如用硫磺之类的药物洗头，注意最好不要浓度过高，以免引起刺激、过敏。

第二节　痤　　疮

痤疮属毛囊及皮脂腺的慢性炎症皮肤病，与内分泌、感染、遗传等因素有关。

【简要诊断】

1.皮损特点：早期可有白头及黑头粉刺，可发展为丘疹、脓疱、囊肿及结节等，严重者可形成瘢痕（彩图4-1，彩图4-2）。

2.分布：好发于佩戴口罩位置。

3.多无明显症状，也可有不同程度瘙痒或疼痛感。

【预防要点】

1.合理规范佩戴口罩　若条件许可，尽量减少佩戴口罩的时间。

2. 饮食调节　若条件许可，尽量少食高脂、高糖类食物，多食富含维生素的蔬菜、水果。

【基本治疗】

1. 轻度痤疮可用外用药物，如维A酸霜、莫匹罗星软膏（百多邦）、夫西地酸等。

2. 中度或重度痤疮要配合大环内酯类抗生素、维A酸类药物及抗雄性激素等药物的系统使用。

3. 必要时可系统使用或局部注射糖皮质激素。

【友情提醒】

1. 维A酸制剂可能对皮肤有刺激，系统使用会使嘴唇干燥、脱皮，可加用保湿剂以减轻不良反应。

2. 注意糖皮质激素药物的不良反应，因为其可能加重痤疮。

3. 系统用药要坚持相对较长的时间，约2周时间可以见到明显治疗效果，不要因为短期用药对病情改善不明显而中断用药，如2周后无明显效果，应及时更换药物。

彩　图

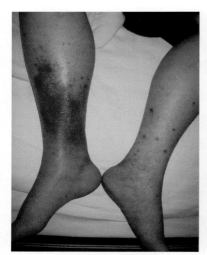

彩图1-1　丹毒病例1

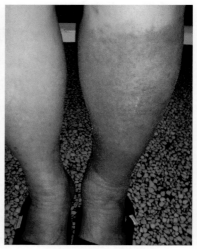

彩图1-2　丹毒病例2

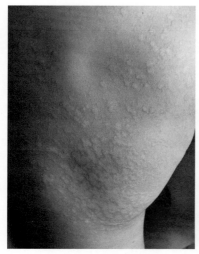

彩图1-3　花斑癣病例1

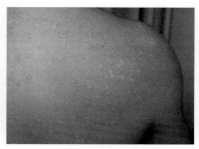

彩图1-4　花斑癣病例2

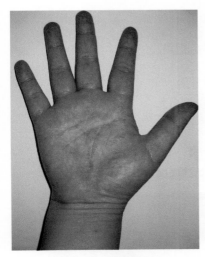

彩图1-5　手癣病例1

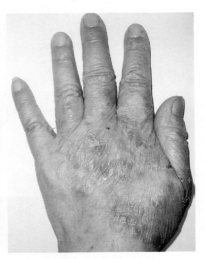

彩图1-6　手癣病例2

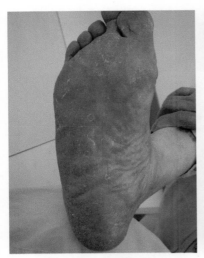

彩图1-7　足癣病例1

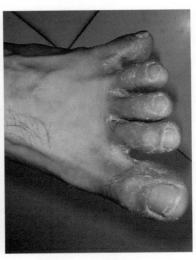

彩图1-8　足癣病例2

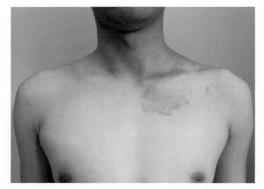

彩图1-9　体癣病例1

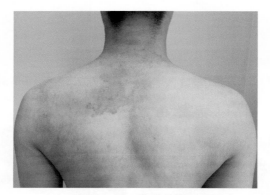

彩图1-10　体癣病例2

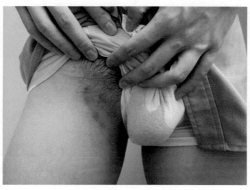

彩图1-11　股癣

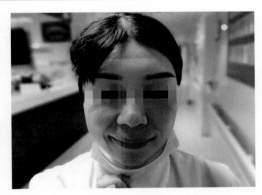

彩图2-1　压疮

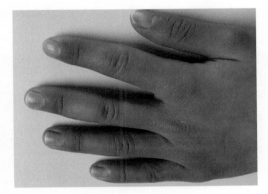

彩图2-2　冻疮病例1

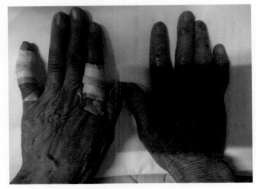

彩图2-3　冻疮病例2

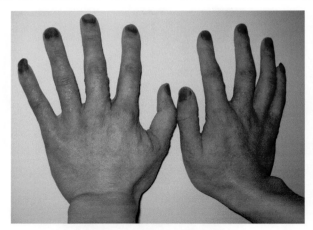

彩图 3-1　接触性皮炎病例 1

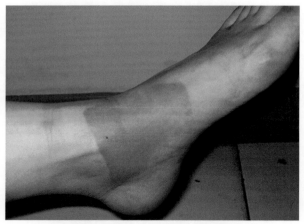

彩图 3-2　接触性皮炎病例 2

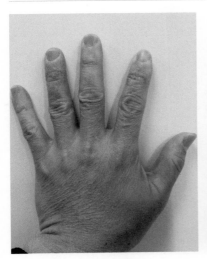

彩图3-3　湿疹病例1

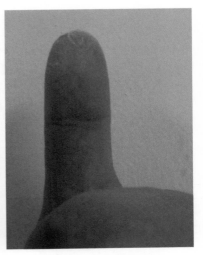

彩图3-4　湿疹病例2

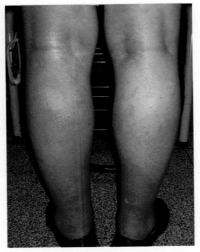

彩图3-5　自身敏感性皮炎

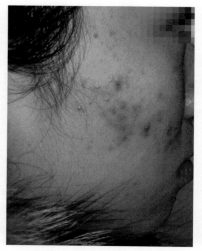

彩图4-1 痤疮病例1

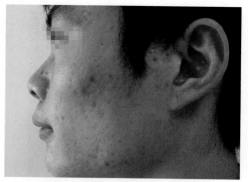

彩图4-2 痤疮病例2